Aamir Al-Mosawi

Pioneiros modernos da psiquiatria pediátrica

Aamir Al-Mosawi

Pioneiros modernos da psiquiatria pediátrica

ScienciaScripts

This book is a translation from the original published under ISBN 978-620-7-65042-2.

Publisher:
Sciencia Scripts
is a trademark of
Dodo Books Indian Ocean Ltd. and OmniScriptum S.R.L publishing group

120 High Road, East Finchley, London, N2 9ED, United Kingdom
Str. Armeneasca 28/1, office 1, Chisinau MD-2012, Republic of Moldova, Europe
Printed at: see last page
ISBN: 978-620-7-73444-3

Pioneiros modernos da psiquiatria pediátrica

Aamir Jalal Al-Mosawi
Médico conselheiro e formador especializado
Cidade Médica de Bagdade e Ministério da Saúde do Iraque Bagdade,
Iraque
Correio eletrónico: almosawiaj@yahoo.com

RESUMO

Antecedentes: O aparecimento dos primeiros pioneiros da psiquiatria pediátrica esteve associado à evolução da compreensão das perturbações psiquiátricas infantis. A psiquiatria pediátrica começa com o reconhecimento de que as crianças não são apenas pequenos adultos. Através dos conhecimentos de figuras como Thomas Willis, Henry Maudsley e Hermann Emminghaus, este campo foi gradualmente ganhando reconhecimento e compreensão. Marcos importantes incluem o trabalho de William Thierry Preyer e Alfred Binet na psicologia do desenvolvimento, que lançou as bases para a psiquiatria pediátrica.

A identificação das perturbações do autismo por Grunya Efimovna e os esforços pioneiros de Leo Kanner e Hans Asperger fizeram avançar ainda mais este domínio.

A bibliometria é a análise de publicações académicas, incluindo a análise de citações, com o objetivo de determinar o impacto ou a influência dos artigos e do académico que os escreveu.

As avaliações bibliométricas têm sido cada vez mais utilizadas para avaliar quantitativa e qualitativamente a produtividade científica/investigação dos líderes académicos em vários domínios da medicina.

A utilização da bibliometria para determinar os pioneiros modernos foi recentemente sugerida.

Materiais e métodos: Mais de 1000 perfis de citações do Google Scholar foram analisados em maio de 2024 para identificar psiquiatras pediátricos clínicos de super-elite de 178 países em desenvolvimento com um índice H de 20 ou superior. A pesquisa teve como objetivo fornecer uma visão abrangente da distribuição global da liderança académica nesta área especializada.

Resultados: Em maio de 2024, foram identificados psiquiatras clínicos pediátricos notáveis com índices H de 20 ou mais de três países, incluindo Aamir Jalal Al-Mosawi do Iraque (índice H 23), Shahrokh Amiri do Irão (índice H 23) e Murat Coşkun da Turquia (índice H 20).

Além disso, vários países tinham psiquiatras pediátricos com índices H de 10 ou mais, indicativos de um impacto académico significativo.

Os países com perfis de psiquiatras pediátricos com um índice H de 10 ou superior incluem o Bangladesh. Kosovo, México, Nova Zelândia.

Esta análise bibliométrica lança luz sobre a distribuição da liderança académica em psiquiatria pediátrica clínica a nível mundial.

A identificação de psiquiatras pediátricos de super-elite sublinha a importância dos seus contributos para a área. No entanto, os diferentes níveis de impacto académico nas diferentes regiões realçam as oportunidades de investigação e colaboração para aumentar a produtividade académica e a divulgação de conhecimentos.

Ao tirar partido de ferramentas bibliométricas como o índice H, as partes interessadas podem compreender melhor e apoiar os líderes académicos no avanço dos cuidados e da investigação em psiquiatria pediátrica a uma escala global.

Conclusões: Este estudo mostrou três psiquiatras clínicos pediátricos notáveis com índices H de 20 ou mais de três países, incluindo Aamir Jalal Al-Mosawi do Iraque (índice H 23).

As contribuições de Aamir Jalal Al-Mosawi para a psiquiatria e a psiquiatria da infância contribuíram significativamente para a compreensão e a gestão de várias perturbações do desenvolvimento neurológico. O Dr. Al-Mosawi colmatou lacunas críticas neste domínio, abrindo caminho a melhores resultados e qualidade de vida para os indivíduos afectados por estas doenças.

INTRODUÇÃO

O aparecimento dos primeiros pioneiros da psiquiatria pediátrica esteve associado à evolução da compreensão das perturbações psiquiátricas infantis. A psiquiatria pediátrica começa com o reconhecimento de que as crianças não são simplesmente pequenos adultos. Através das ideias de figuras como Thomas Willis, Henry Maudsley e Hermann Emminghaus, o campo ganhou gradualmente reconhecimento e compreensão. Marcos importantes incluem o trabalho de William Thierry Preyer e Alfred Binet na psicologia do desenvolvimento, que lançou as bases para a psiquiatria pediátrica.

A identificação das perturbações do autismo por Grunya Efimovna e os esforços pioneiros de Leo Kanner e Hans Asperger fizeram avançar ainda mais este domínio.

"As crianças não podem ser consideradas pequenos adultos, um facto que não pode ser ignorado no domínio da psiquiatria pediátrica. As perturbações psiquiátricas da infância manifestam-se frequentemente como um progresso anormal do desenvolvimento num ou mais domínios do desenvolvimento, em vez de exibirem sintomas específicos observados em adultos com perturbações psiquiátricas. A disciplina da psiquiatria pediátrica evoluiu a par do aumento do conhecimento e da compreensão do desenvolvimento infantil.

Thomas Willis (Figura-1A) foi o primeiro médico a descrever o atraso mental como uma perturbação cerebral. Em 1867, Henry Maudsley (Figura-1B), um médico britânico, enfatizou a possibilidade de perturbações mentais em crianças, incluindo um capítulo intitulado "Insanity of Early Life" no seu livro "Physiology & Pathology of Mind (Figura-1C)".

Em 1887, o médico alemão Hermann Emminghaus (Figura 1D) publicou um livro de referência em pedopsiquiatria intitulado 'Psychic Disturbances in Childhood', muitas vezes referido como 'O Berço da Pedopsiquiatria'.

Em 1877, o médico alemão Adolph Kussmaul (Figura 1E) descreveu crianças que tinham relutância em falar, apesar de terem a capacidade de o fazer normalmente. Chamou a esta condição "Afasia voluntária", embora seja agora mais conhecida como mutismo eletivo e seletivo.

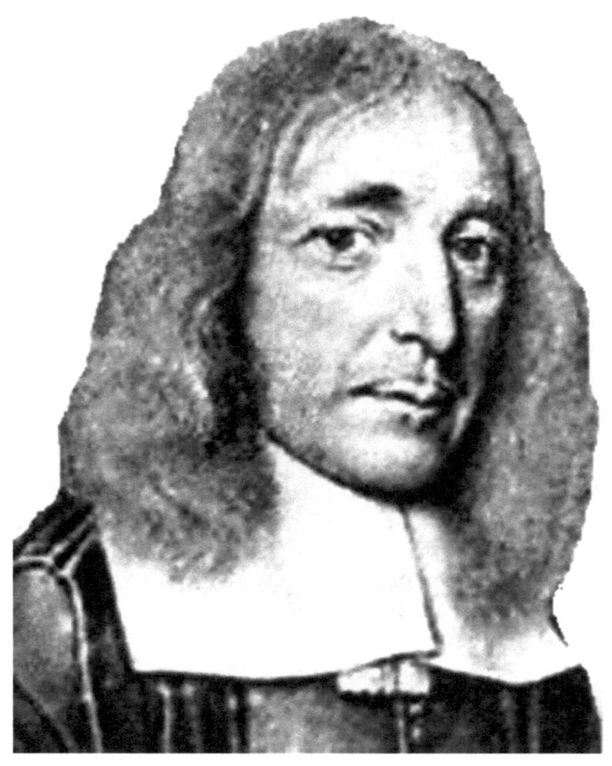

Figura-1A: Thomas Willis (27 de janeiro de 1621-11 de novembro de 1675)

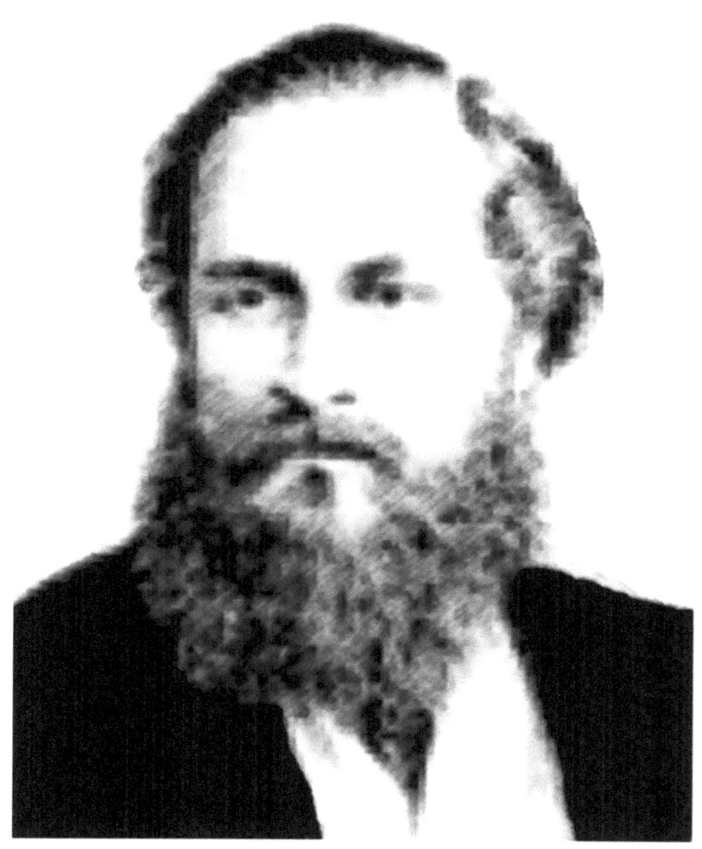

Figura-1B: Henry Maudsley, um médico britânico (1835-1918)

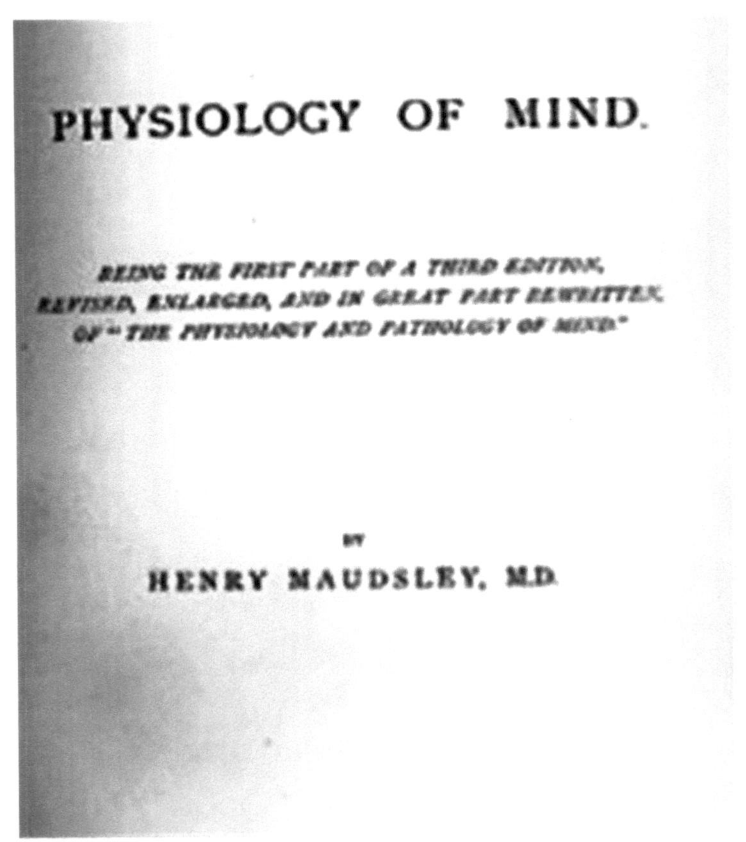

Figura-1C: O livro de Henry Maudsley "Physiology & Pathology of Mind" (Fisiologia e Patologia da Mente)

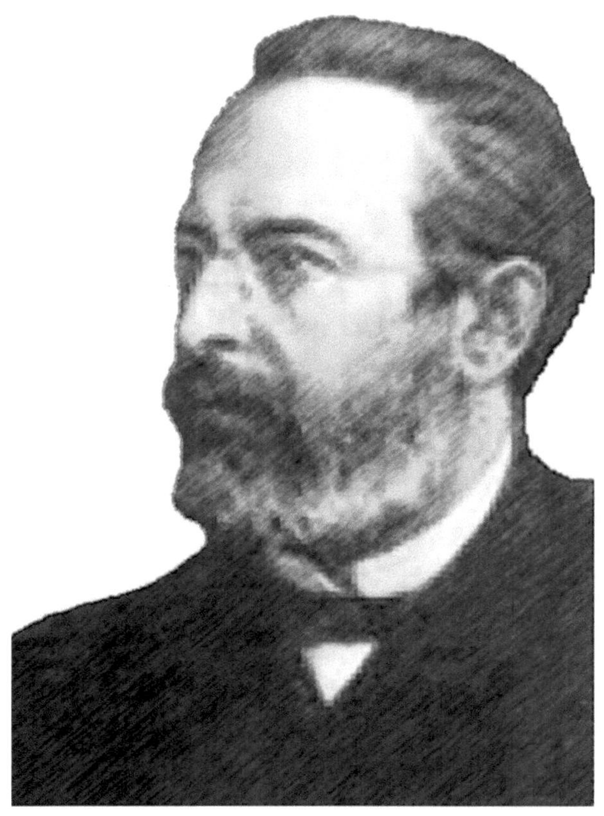

Figura-1D: Hermann Emminghaus

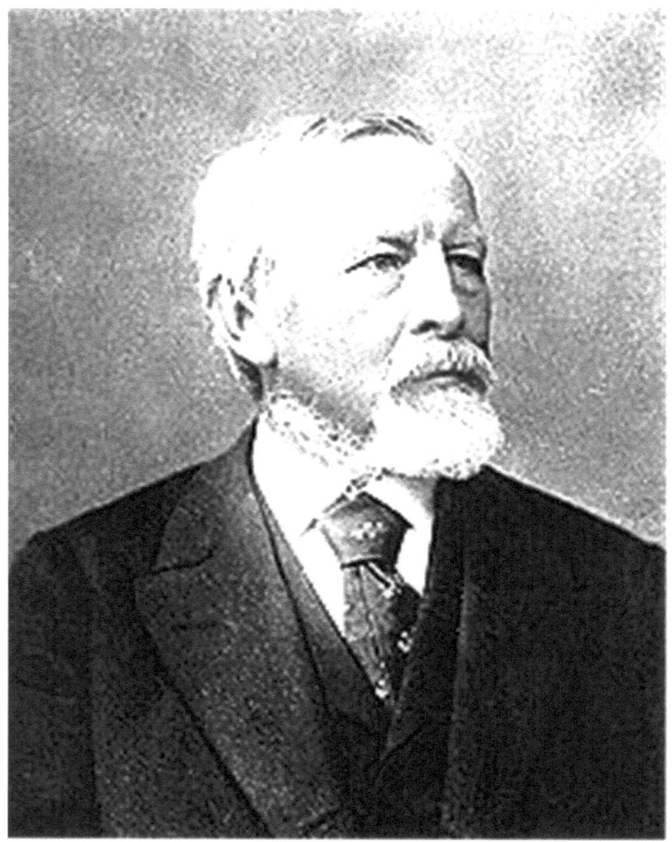

Figura 1E: Adolph Kussmaul, médico alemão

Avanços significativos na psicologia do desenvolvimento durante o início dos anos 1900 abriram caminho para que a psiquiatria pediátrica surgisse como uma disciplina distinta, particularmente nos países desenvolvidos.

Estes avanços foram precedidos pelo trabalho de William Thierry Preyer (Figura-1F), que em 1882 publicou um livro intitulado "The Mind of the Child". Neste livro (Figura-1G); Preyer apresentou as suas observações sobre o desenvolvimento do seu filho desde o nascimento até aos três anos de idade.

Em 1905, Alfred Binet (Figura-1H), um psicólogo francês, introduziu o conceito de idade mental. Classificou as crianças com melhor desempenho do que os seus pares como tendo uma idade mental mais elevada, e as que tinham um desempenho inferior à média dos seus pares como tendo uma idade mental mais baixa. Este conceito revelou-se inestimável na avaliação de crianças com atraso mental.

As perturbações do autismo foram reconhecidas pela primeira vez por Grunya Efimovna (Figura 1I), uma psiquiatra pediátrica soviética, em 1925, que se referiu a estas perturbações como psicopatia autista.

O primeiro departamento académico de pedopsiquiatria do mundo foi criado em 1930 por Leo Kanner (Figura 1J), um dos mais influentes pedopsiquiatras clínicos americanos do século XX. Kanner descreveu o tipo clássico de autismo, atualmente conhecido como síndrome de Kanner, em 1943. Apesar de estar associado a uma inteligência normal ou elevada, caracteriza-se por atrasos significativos no desenvolvimento da fala.

Em 1944, Hans Asperger (Figura-1K), um médico austríaco, relatou crianças que exibiam o tipo mais ligeiro de autismo, que tinha sido descrito pela primeira vez por Grunya Efimovna em 1925".

As perturbações psiquiátricas da infância dividem-se geralmente em duas grandes categorias, incluindo as perturbações que se iniciam sobretudo durante a infância e as perturbações psiquiátricas do adulto que se manifestam durante a infância.

Em 1945, Ludwig Binswanger (Figura-1L) levantou uma questão sobre a frequência de uma perturbação psiquiátrica do adulto "Esquizofrenia". Durante a infância.

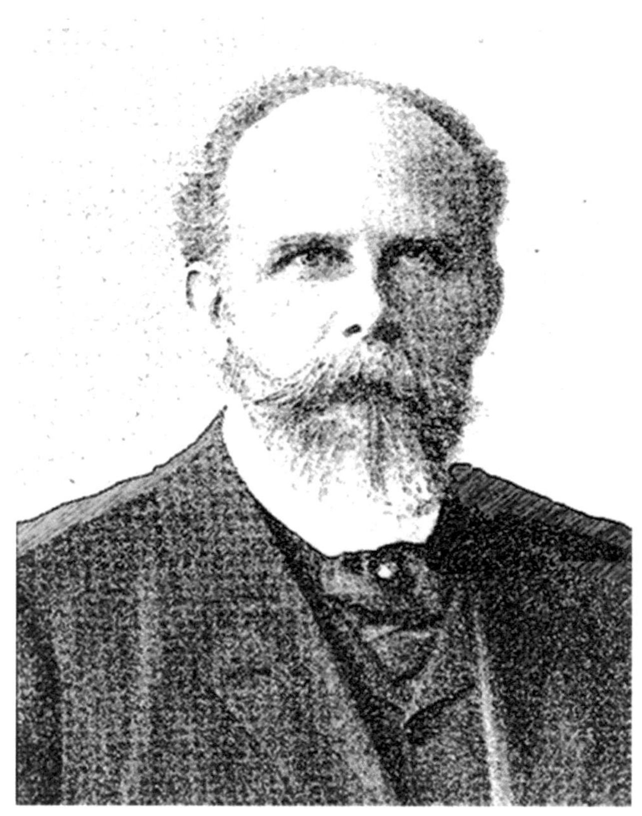

Figura-1F: William Thierry Preyer (1841-1897), pioneiro da psicologia pediátrica científica e dos estudos sobre o desenvolvimento humano

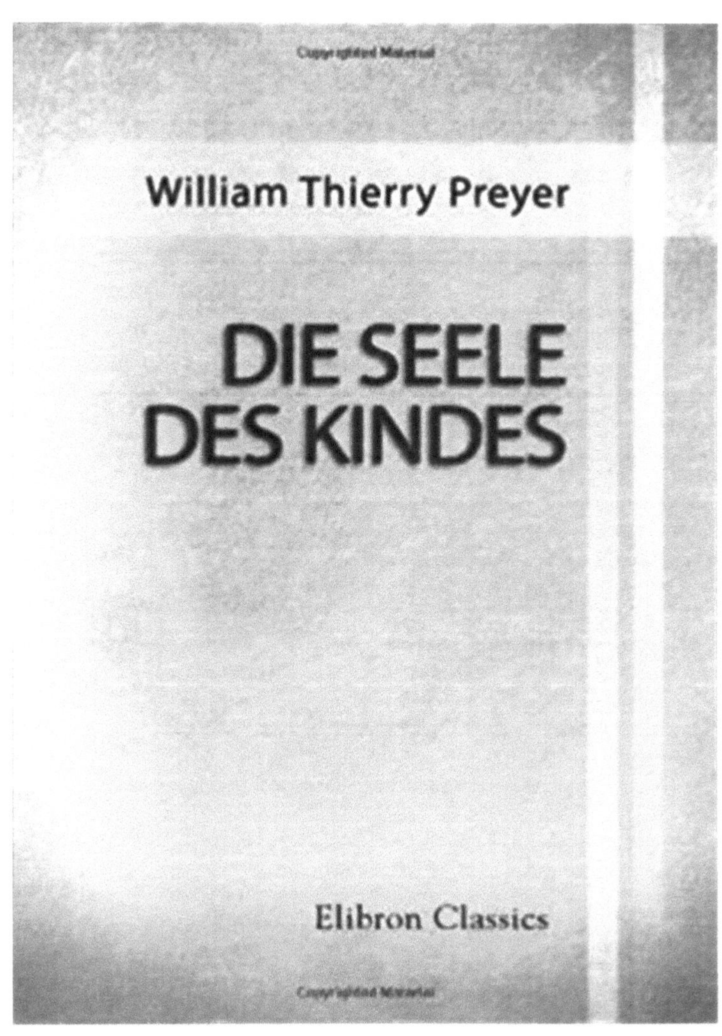

Figura-1G: Livro de William Thierry Preyer

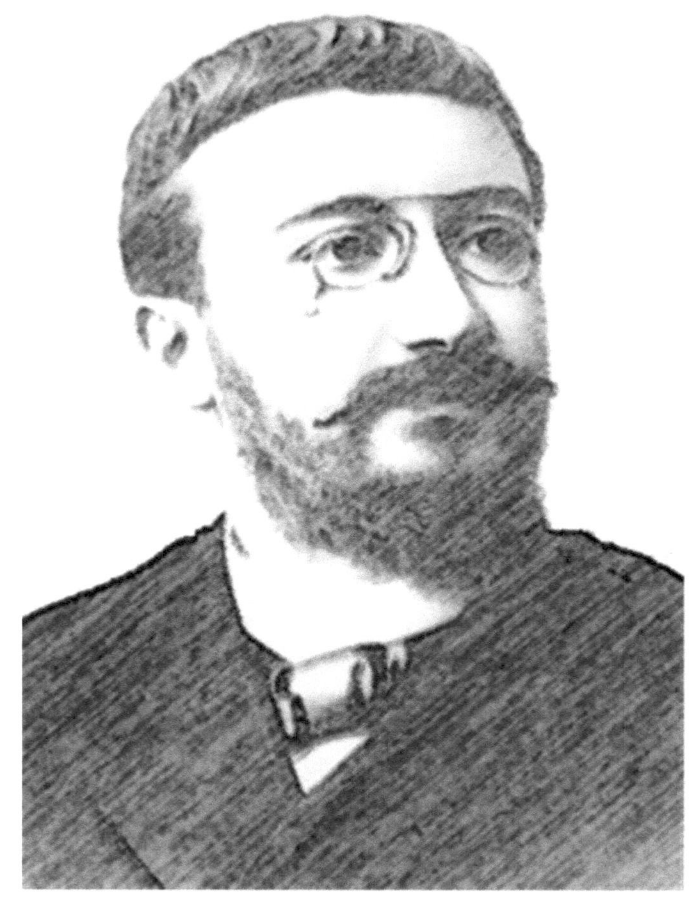

Figura-1H: Alfred Binet, um psicólogo francês

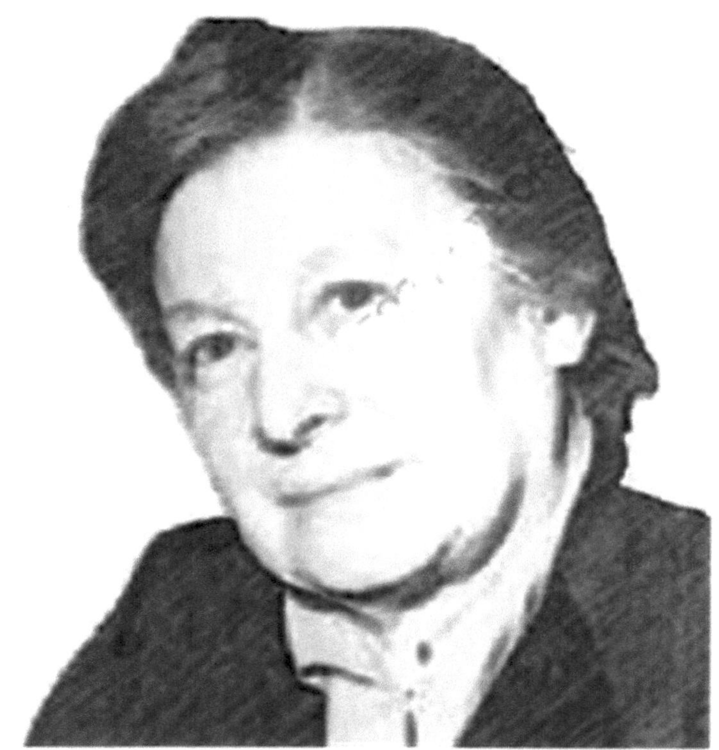

Figura-1I: Grunya Efimovna

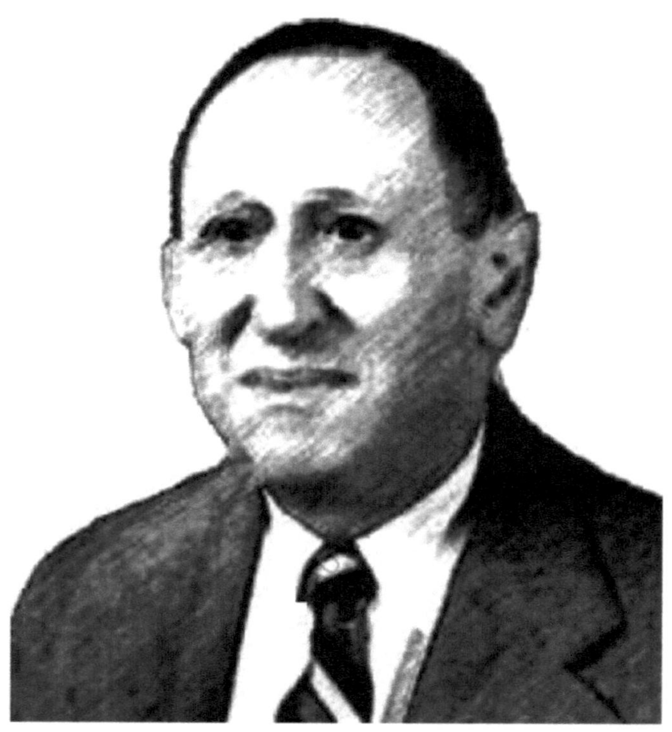

Figura-1J: Leo Kanner

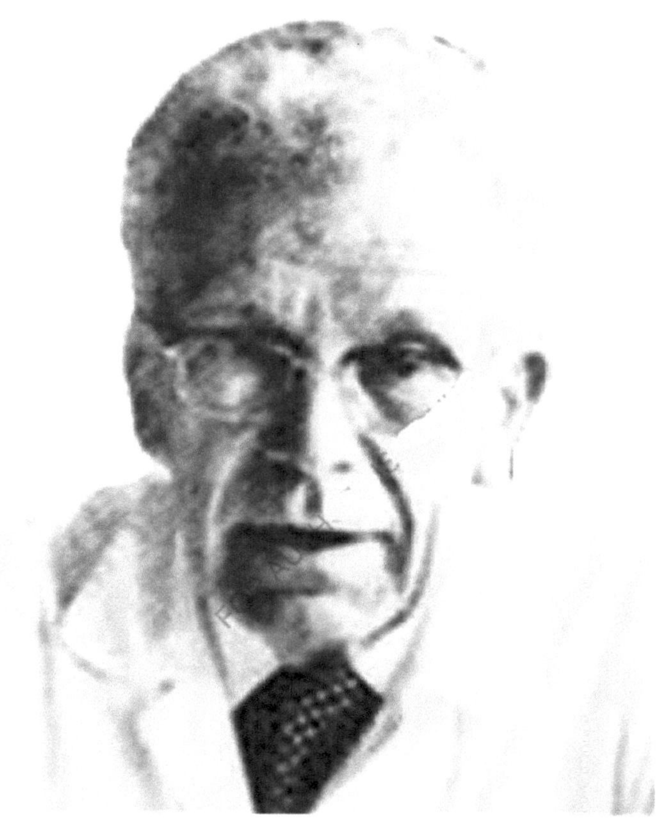

Figura-1K: Hans Asperger, um médico austríaco

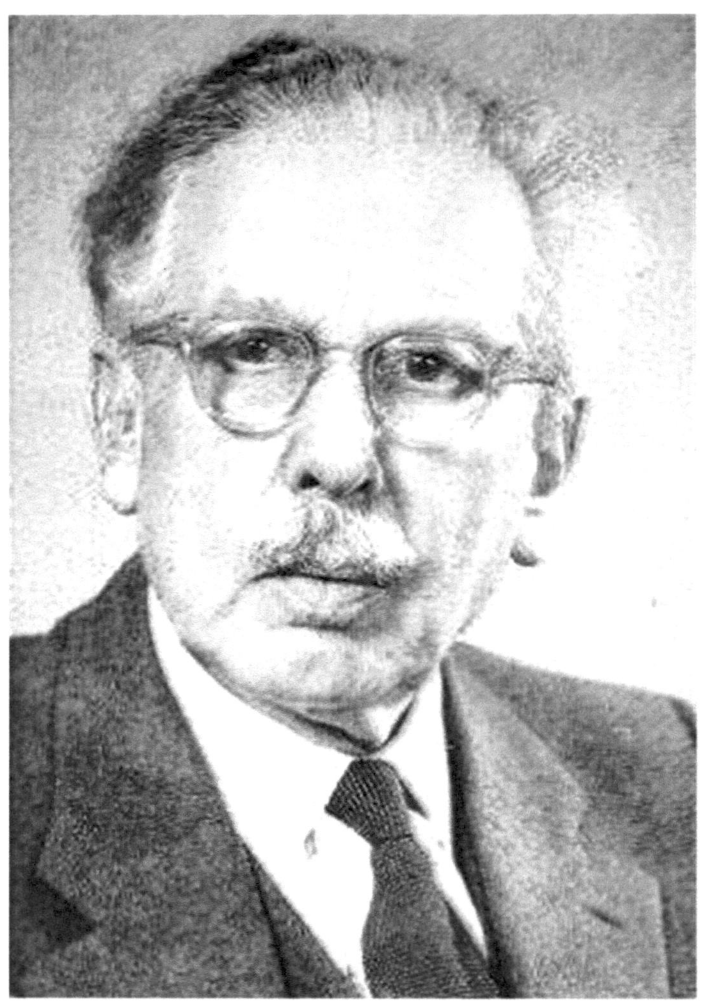

Figura-1L: Ludwig Binswanger (13 de abril de 1881- 5 de fevereiro de 1966), psiquiatra suíço

Em 1947, Lauretta Bender (Figura-1M) relatou um estudo com 100 crianças com esquizofrenia.

As perturbações de ansiedade do adulto podem ocorrer durante a infância, mas não são o mesmo que as perturbações de ansiedade da infância.

No início da década de 1980, John Bowlby (Figura-1N), um médico britânico, atribuiu a "Ansiedade de separação na infância", que é a ansiedade por uma separação involuntária, à persistência da reação normal durante o início da vida, que pode resultar da inconsistência ou ausência dos pais na infância, levando a comportamentos de apego e medo [1-5].

A bibliometria, um método de análise das publicações académicas e das citações, permite conhecer o impacto e a influência do trabalho académico e dos seus autores.

Cada vez mais, as avaliações bibliométricas são utilizadas para avaliar a produtividade científica dos líderes académicos em várias disciplinas médicas.

Este estudo centra-se na utilização da bibliometria, particularmente o índice H calculado através da análise de citações do Google Scholar, para identificar líderes académicos em psiquiatria pediátrica clínica.

O índice H calculado pela ferramenta de análise de citações do Google Scholar é uma das ferramentas mais importantes para a avaliação da liderança académica de um médico através da medição da influência da sua produtividade académica, e esta medida é realizada principalmente através da análise de citações dos artigos publicados em revistas.

O Google Scholar é a ferramenta mais utilizada para a análise de citações, e pode pesquisar online uma análise de citações académicas e o índice H neste sítio Web (ligação abaixo) [6-10].

https://scholar.google.com/citations?view_op=search_authors

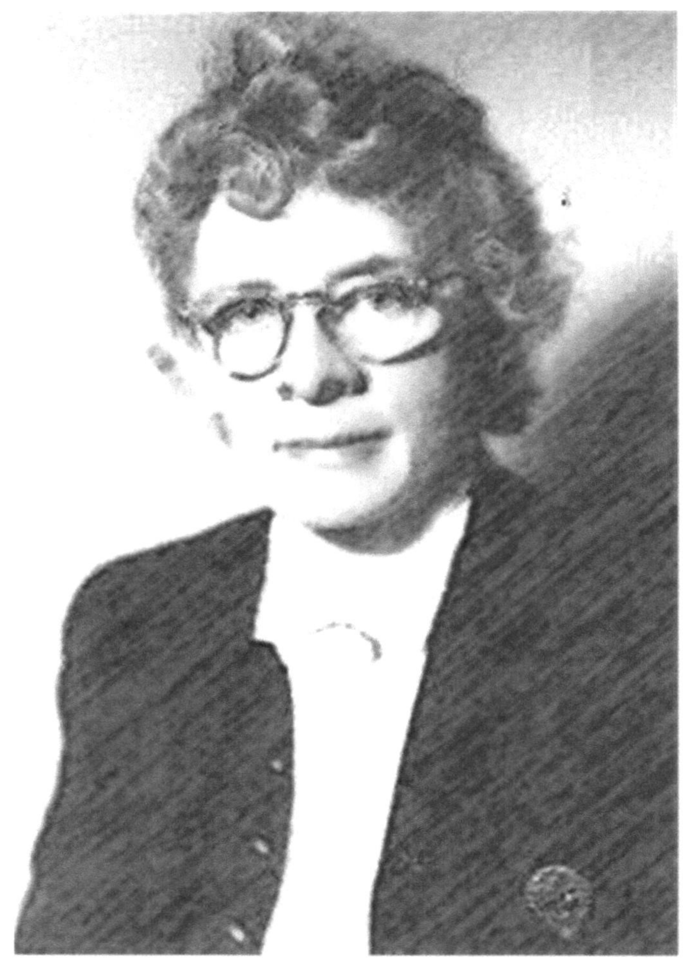

Figura-1M: Lauretta Bender (9 de agosto de 1897 - 4 de janeiro de 1987), psiquiatra pediátrica americana

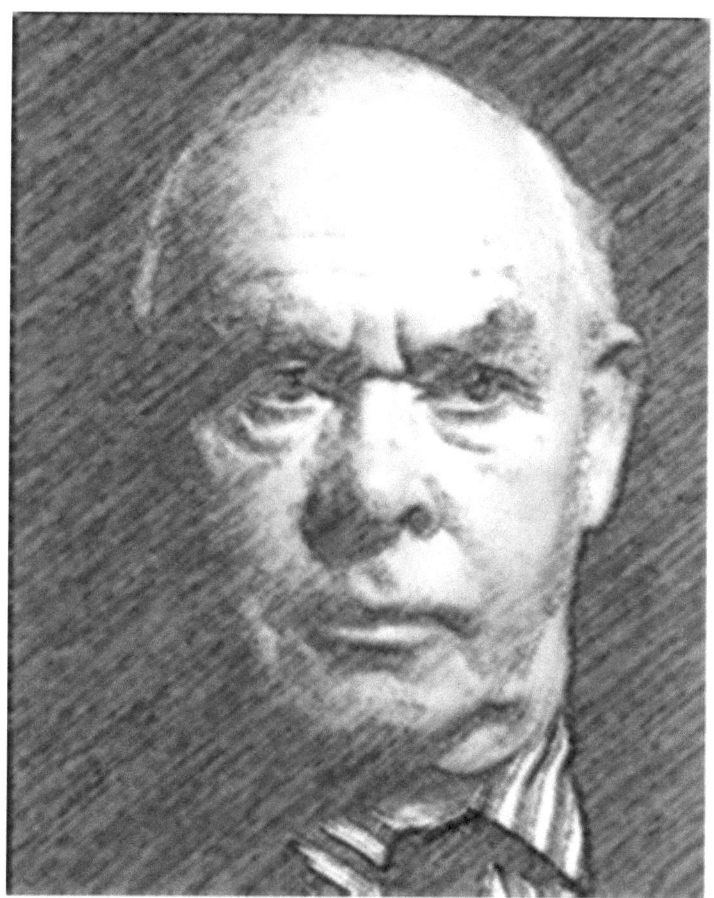

Figura-1N: John Bowlby, um médico britânico

MATERIAIS E MÉTODOS / RESULTADOS

Materiais e métodos

Mais de 1000 perfis do Google Scholar Citation foram analisados em maio de 2024 para identificar psiquiatras clínicos pediátricos de super-elite de 178 países em desenvolvimento com um índice H de 20 ou superior. A pesquisa teve como objetivo fornecer uma visão abrangente da distribuição global da liderança académica neste campo especializado.

Resultados

Em maio de 2024, foram identificados psiquiatras clínicos pediátricos notáveis com índices H de 20 ou mais de três países, incluindo Aamir Jalal Al-Mosawi (Figura-2A) do Iraque (índice H 23) [11], Shahrokh Amiri (Figura-2B) do Irão (índice H 23) [12] e Murat Coşkun (Figura-2C) da Turquia (índice H 20) [13].

Além disso, vários países ostentavam psiquiatras pediátricos com índices H de 10 ou mais, indicativos de um impacto académico significativo; incluindo Hiran Thabrew (Figura-3A) da Nova Zelândia (índice H 18) [14], Mohammad S I Mullick (Figura-3B) de Mangeladish (índice H 16) [15], Lilia Albores-Gallo (Figura-3C) do México (índice H 15) [16], Drita Gashi Bytyci (Figura-3D) do Kosovo (índice H 13) [17].

Por outro lado, alguns países tinham perfis com índices H mais baixos, enquanto outros não tinham perfis de psiquiatras pediátricos.

Havia um perfil de psiquiatra pediátrico, mas com um índice H de 5 ou inferior a 5, de sete países, incluindo Malásia, Nigéria, Eslovénia, Sri Lanka, Suécia, Tunísia e Ucrânia.

Havia um perfil de psiquiatra pediátrico da Albânia sem índice H.

Não havia nenhum perfil de psiquiatra pediátrico para muitos países do mundo, incluindo Afeganistão, Argélia, Andorra, Angola, Antígua e Barbuda, Argentina, Arménia, Azerbaijão, Bahamas, Bahrain, Barbados, Bielorrússia, Bélgica, Belize, Benim, Butão, Bolívia, Bósnia e Herzegovina, Botsuana, Brunei, Burkina Faso, Burundi, Cabo Verde, Camboja, Camarões, República Centro-Africana, Chade, Chile, China, Colômbia, Comores, República Democrática do Congo, República do Congo, Costa Rica, Costa do Marfim, Croácia, Cuba, Chipre, República Checa, Jibuti, Domínica, República Dominicana, Equador, Egipto, El Salvador, Guiné Equatorial, Eritreia, Estónia, Essuatíni, Etiópia, Fiji, Finlândia, Gabão, Gâmbia, Geórgia, Gana, Grécia, Granada, Guatemala, Guiné, Guiné-Bissau, Guiana, Haiti, Honduras, Hungria, Islândia, Índia,

Indonésia, Israel, Jamaica, Japão, Jordânia, Cazaquistão,- Quénia, Kiribati, Kuwait, Quirguizistão, Laos, Letónia, Líbano, Lesoto, Libéria, Líbia, Liechtenstein, Lituânia, Luxemburgo, Madagáscar, Malavi, Maldivas, Mali, Malta, Ilhas Marshall, Mauritânia, Maurícia, Micronésia, Moldávia, Mónaco, Mongólia, Montenegro, Marrocos, Moçambique, Myanmar, Namíbia, Nauru, Nepal, Nicarágua, Níger, Coreia do Norte, Macedónia, Noruega, Omã, Paquistão, Palau, Palestina, Panamá, Papua-Nova Guiné, Paraguai, Peru, Filipinas, Polónia, Portugal, Qatar, Roménia, Rússia, Ruanda, São Cristóvão e Nevis, Santa Lúcia, São Vicente e Granadinas, Samoa, São Marino, São Tomé e Príncipe, Arábia Saudita, Senegal, Sérvia, Seicheles, Serra Leoa, Singapura, Eslováquia, Ilhas Salomão, Somália, África do Sul, Sudão do Sul, Sudão, Suriname, Síria, Tajiquistão, Tanzânia, Tailândia, Togo, Tonga, Trindade e Tobago, Turquemenistão, Tuvalu, Uganda, Emirados Árabes Unidos, Uruguai, Uzbequistão, Vanuatu, Venezuela, Vietname, Iémen, Zâmbia, Zimbabué.

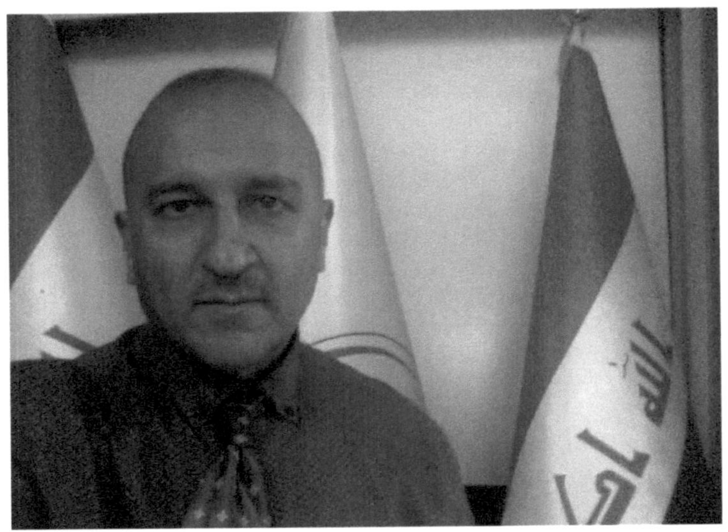

Figura-2A: Aamir Jalal Al-Mosawi do Iraque (índice H 23)

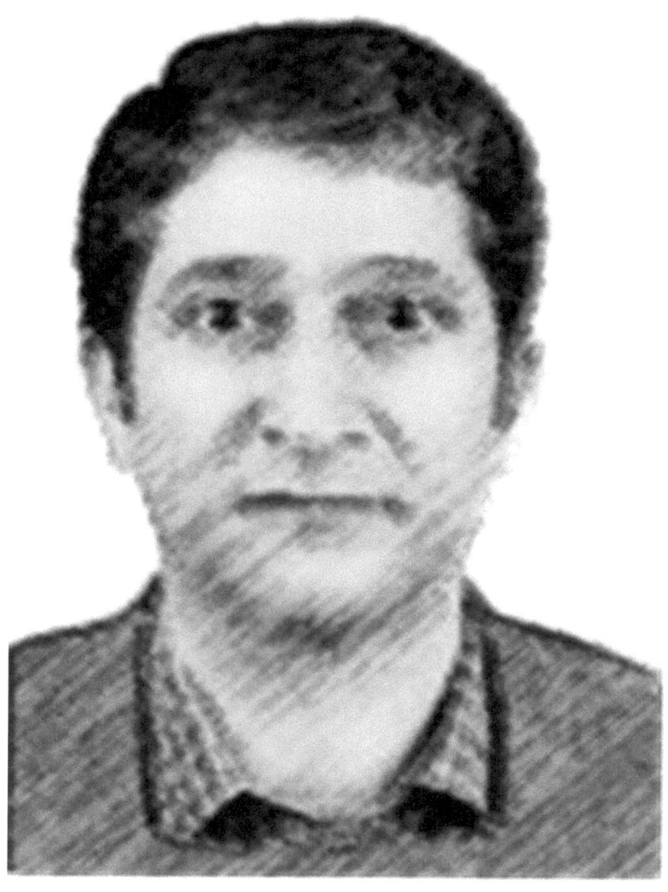

Figura-2B: Shahrokh Amiri (Figura-2B) do Irão (índice H 23) Murat

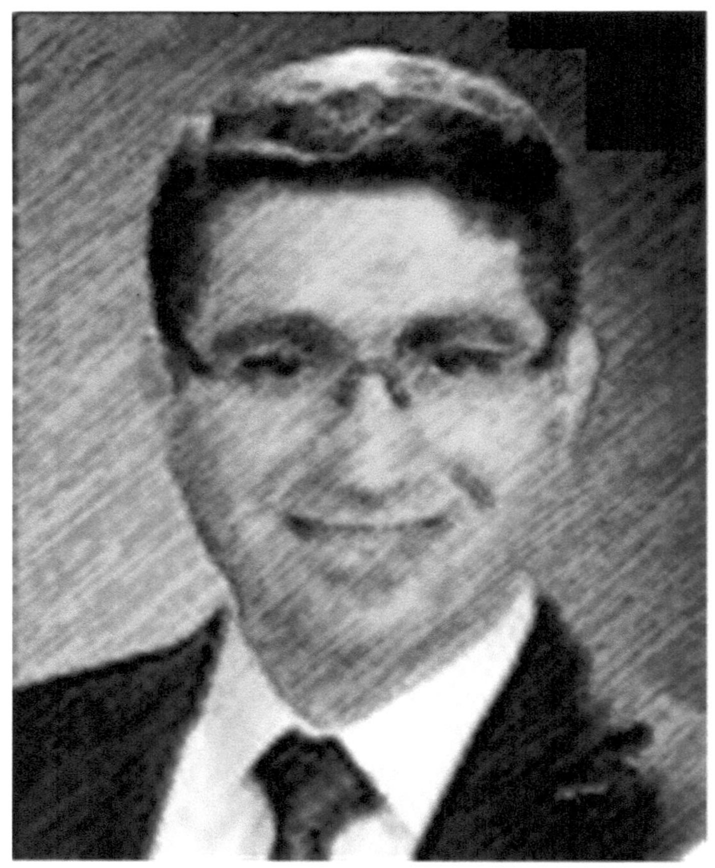

Figura-2C: Coşkun da Turquia (índice H 20)

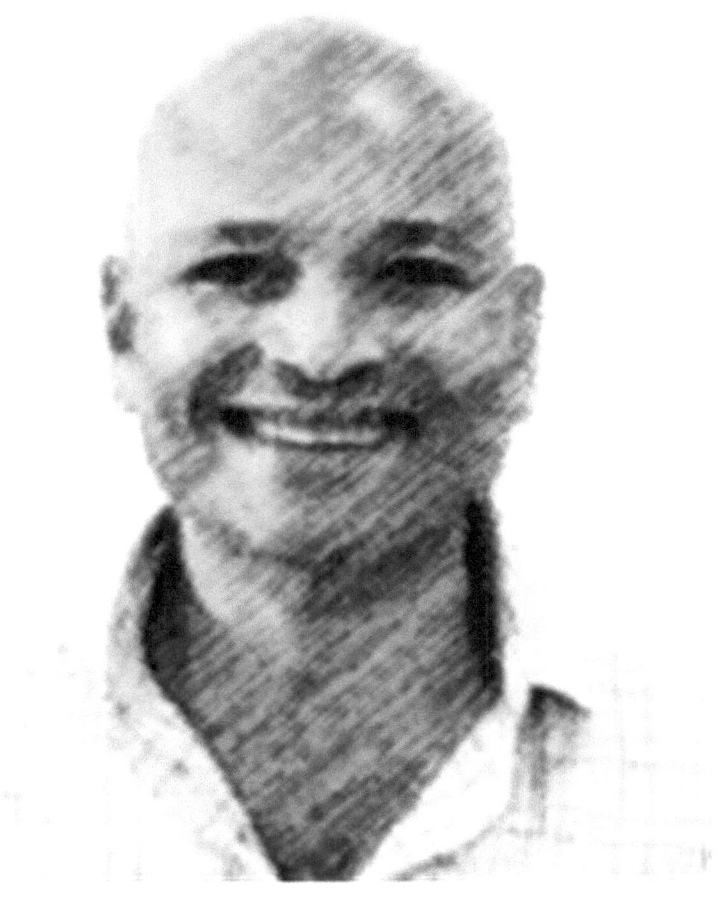

Figura-3A: Hiran Thabrew da Nova Zelândia (índice H 18)

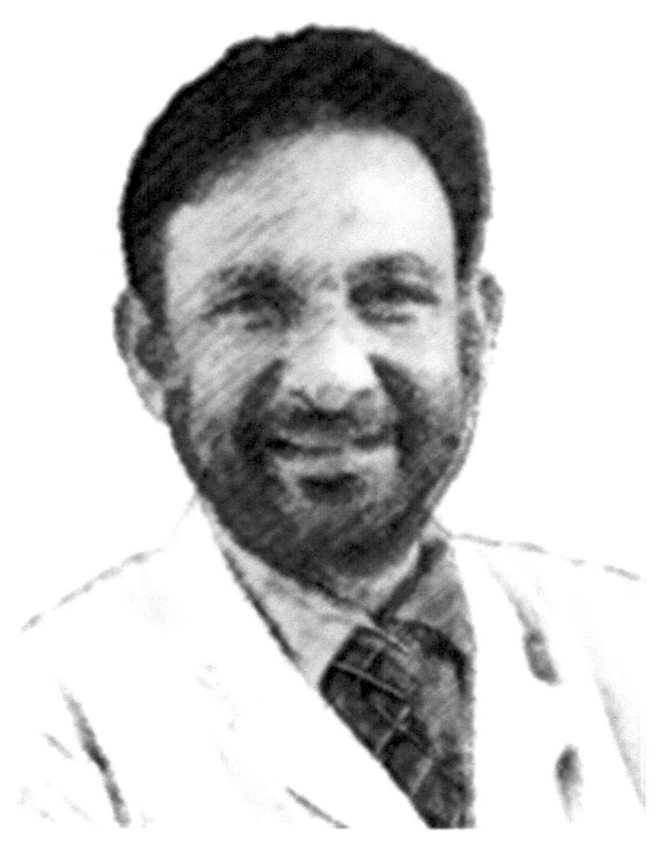

Figura-3B: Mohammad S I Mullick de Mangeladish (índice H 16)

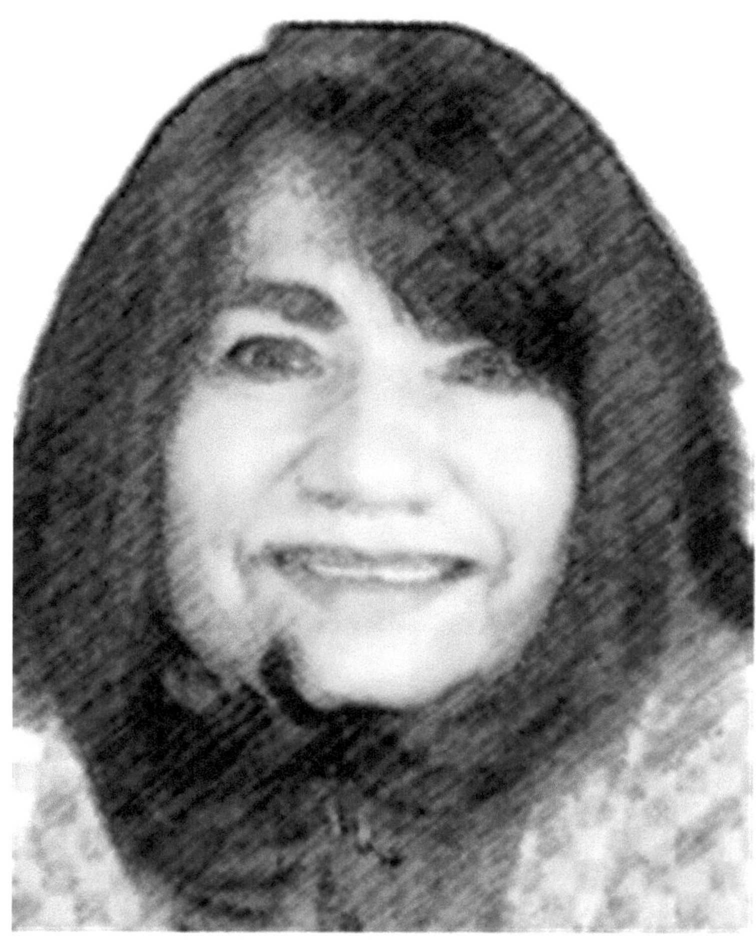

Figura-3C: Lilia Albores-Gallo, do México (índice H 15)

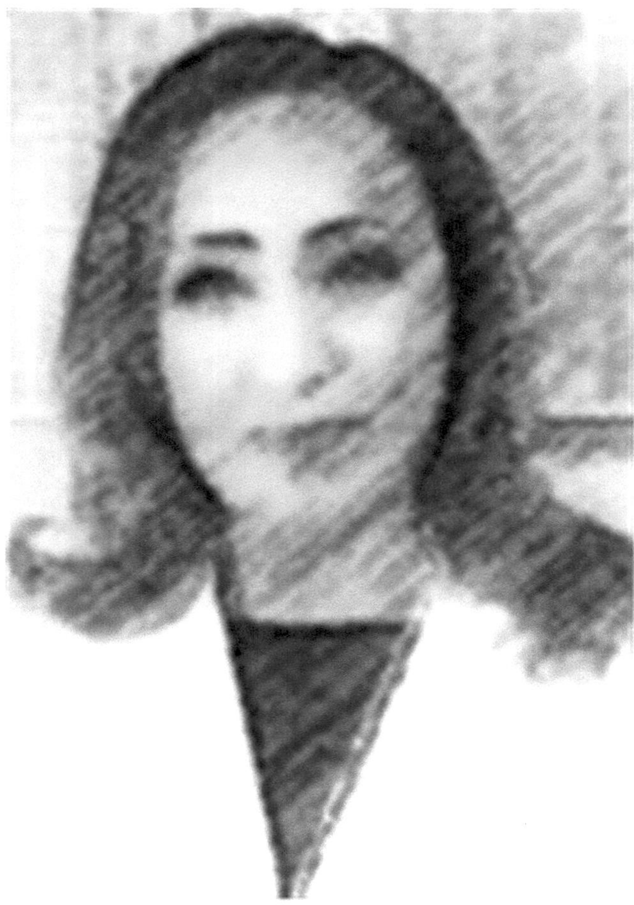

Figura-3D: Drita Gashi Bytyci do Kosovo (índice H 13)

Esta análise bibliométrica lança luz sobre a distribuição da liderança académica em psiquiatria pediátrica clínica a nível mundial.

A identificação de psiquiatras pediátricos de super-elite sublinha a importância dos seus contributos para a área. No entanto, os diferentes níveis de impacto académico nas diferentes regiões realçam as oportunidades de investigação e colaboração para aumentar a produtividade académica e a divulgação de conhecimentos.

Ao tirar partido de ferramentas bibliométricas como o índice H, as partes interessadas podem compreender melhor e apoiar os líderes académicos no avanço dos cuidados e da investigação em psiquiatria pediátrica a uma escala global.

DISCUSSÃO

Este estudo mostrou três psiquiatras clínicos pediátricos notáveis com índices H de 20 ou mais, de três países, incluindo Aamir Jalal Al-Mosawi do Iraque (índice H 23).

As contribuições de Aamir Jalal Al-Mosawi para a psiquiatria e a psiquiatria da infância contribuíram significativamente para a compreensão e a gestão de várias perturbações do desenvolvimento neurológico. O Dr. Al-Mosawi colmatou lacunas críticas neste domínio, abrindo caminho a melhores resultados e qualidade de vida para os indivíduos afectados por estas doenças.

As contribuições significativas de Aamir Jalal Al-Mosawi para os domínios da psiquiatria infantil incluíram abordagens inovadoras, intervenções terapêuticas e conhecimentos inovadores sobre várias perturbações psiquiátricas que afectam as crianças. O trabalho do Dr. Al-Mosawi exemplifica uma dedicação à compreensão, tratamento e defesa de indivíduos com perturbações do neurodesenvolvimento. A sua ênfase na intervenção precoce, nas novas modalidades terapêuticas e na possibilidade de cura em determinadas condições oferece esperança e inspiração a clínicos, investigadores e famílias de todo o mundo.

Uma das primeiras investigações do Dr. Al-Mosawi sobre a utilização da cerebrolisina e da citicolina no autismo e na síndrome de Asperger forneceu informações valiosas sobre potenciais intervenções farmacológicas para estas perturbações complexas do desenvolvimento neurológico. Este trabalho inicial sublinhou a importância de explorar novas estratégias terapêuticas para aliviar os sintomas e melhorar o funcionamento cognitivo em indivíduos com perturbações do autismo [18].

Nas suas publicações sobre novas terapias para a síndrome de Rett, o Dr. Al-Mosawi destacou modalidades de tratamento emergentes destinadas a abordar a fisiopatologia subjacente a esta doença debilitante. Ao elucidar os mecanismos de ação e os potenciais benefícios destas intervenções, o Dr. Al-Mosawi contribui para os esforços em curso para melhorar a qualidade de vida dos indivíduos com síndrome de Rett e das suas famílias [19, 20].

Os conhecimentos clínicos do Dr. Al-Mosawi sobre a síndrome de Heller em crianças iraquianas lançam luz sobre esta doença rara e mal compreendida.

Através de estudos de casos e observações detalhadas, forneceu informações valiosas sobre a apresentação clínica, a evolução e a gestão da síndrome de Heller, facilitando assim o reconhecimento e a intervenção precoces nos indivíduos afectados [21].

No seu estudo exaustivo das perturbações pervasivas do desenvolvimento em crianças iraquianas, o Dr. Al-Mosawi contribuiu para uma compreensão mais profunda das perturbações do desenvolvimento neurológico em diversas populações [22].

A investigação do Dr. Al-Mosawi sobre a etiologia do atraso mental nas crianças iraquianas sublinhou a natureza multifatorial do défice cognitivo e das deficiências de desenvolvimento. Através de uma combinação de factores genéticos, ambientais e socioculturais, elucidou a complexa interação que contribui para os défices cognitivos nesta população, informando estratégias de deteção precoce, prevenção e intervenção [23].

Na sua investigação da síndrome de Coffin Siris com características autistas significativas, o Dr. Al-Mosawi salientou a heterogeneidade clínica e a sobreposição de fenótipos observadas em indivíduos com síndromes genéticas raras.

Ao elucidar os perfis neurocomportamentais e os desafios associados à síndrome de Coffin Siris, melhorou a compreensão das correlações genótipo-fenótipo e facilita abordagens personalizadas aos cuidados e ao apoio [24].

A exploração pelo Dr. Al-Mosawi das utilizações clínicas da cerebrolisina na neuropsiquiatria pediátrica oferece vias promissoras para a intervenção farmacológica em crianças com perturbações do desenvolvimento neurológico.

Ao tirar partido das propriedades neurotróficas e neuroprotectoras da cerebrolisina, o seu objetivo era otimizar os resultados do desenvolvimento neurológico e atenuar as sequelas a longo prazo dos insultos neurológicos em populações vulneráveis [25].

A investigação de Al-Mosawi sobre o atraso mental idiopático conduziu ao desenvolvimento de terapias médicas inovadoras, como comprovam os seus estudos publicados na EC Clinical and Medical Case Reports. Através de seu trabalho pioneiro, Al-Mosawi demonstrou o potencial de intervenções transformadoras para melhorar a função cognitiva e os resultados educacionais em crianças com deficiências de desenvolvimento [26, 27].

A investigação de Al-Mosawi sobre as perturbações do autismo tem atraído uma atenção significativa, particularmente a sua exploração de novas abordagens terapêuticas e estudos de casos de sucesso. O seu trabalho sublinhou a possibilidade de alcançar resultados notáveis na gestão das perturbações do autismo e de melhorar as capacidades cognitivas dos indivíduos afectados, tal como evidenciado pelas suas publicações em várias revistas de renome [28, 29, 30].

Uma das obras seminais de Al-Mosawi sobre a cura do autismo, reconhecida pela Bookauthority nas listas dos melhores livros de psiquiatria e autismo de todos os tempos (Figura 4), contribuiu significativamente para a compreensão dos padrões das perturbações do autismo. Esta obra foi traduzida em várias línguas, promovendo uma maior divulgação do conhecimento neste domínio [31-37].

A experiência de Al-Mosawi em farmacoterapia para distúrbios psiquiátricos, incluindo esquizofrenia, transtorno obsessivo-compulsivo (TOC) e síndrome de Gilles de la Tourette, influenciou significativamente a prática clínica. Seus artigos educacionais e opiniões de especialistas forneceram informações valiosas sobre o uso racional de medicamentos e abordagens de tratamento personalizado em psiquiatria [38, 39, 40, 41, 42].

A investigação de Al-Mosawi debruçou-se sobre manifestações raras de doenças psiquiátricas, tais como o primeiro caso de síndrome de Richard Asher (síndrome de Munchausen) no Iraque, autismo associado a puberdade precoce, autismo autossómico recessivo e autismo com atraso mental grave, autismo associado a anomalias neurológicas complexas e anomalias de imagiologia cerebral, catatonia no autismo e a associação do autismo a comportamentos autolesivos. Através de estudos de caso meticulosos e de revisões da literatura, expandiu a nossa compreensão destes fenómenos e propôs intervenções adaptadas para melhorar os cuidados prestados aos doentes [43-51].

A experiência clínica do Dr. Aamir Jalal Al-Mosawi estendeu-se para além das fronteiras geográficas, tal como evidenciado pelo seu envolvimento no diagnóstico e tratamento de doentes de diversas origens culturais e geográficas. Deu contributos significativos para o diagnóstico e tratamento de doentes de vários países do mundo. Casos documentados por publicações científicas destacam sua experiência no tratamento de uma gama diversificada de condições médicas, abrangendo um espetro de distúrbios neurológicos, genéticos e de desenvolvimento, refletindo a proficiência do Dr. Al-Mosawi em medicina baseada em evidências e julgamento clínico especializado [53-63].

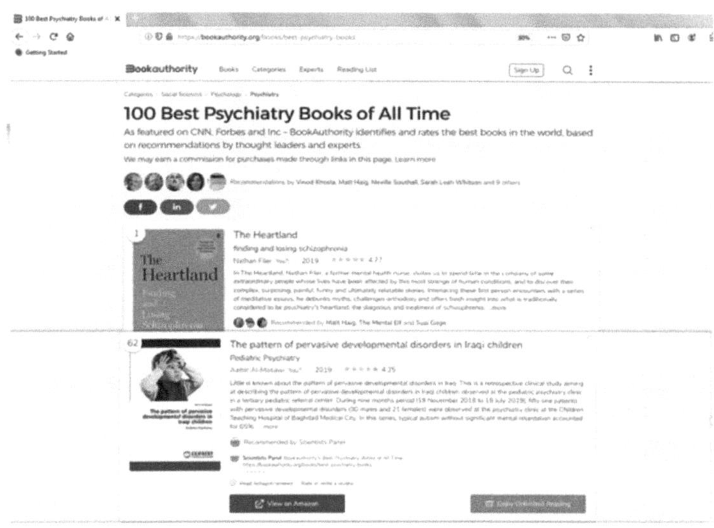

Figura-4A: Um dos trabalhos seminais de Al-Mosawi sobre a cura do autismo, reconhecido pelas listas da Bookauthority dos melhores livros de psiquiatria de todos os tempos

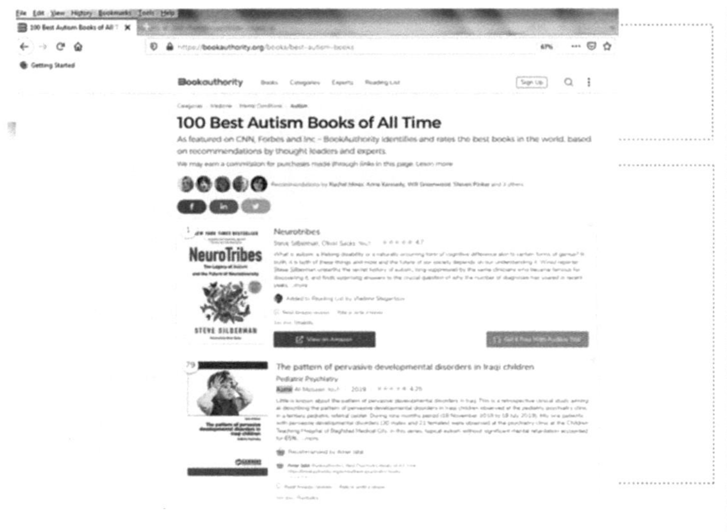

Figura-4B: Um dos trabalhos seminais de Al-Mosawi sobre a cura do autismo, reconhecido pelas listas da Bookauthority dos melhores livros sobre autismo de todos os tempos

O primeiro caso documentado de síndrome de Niikawa-Kuroki no Cazaquistão foi relatado pelo Dr. Al-Mosawi e Fewin, demonstrando o seu envolvimento no diagnóstico de doenças genéticas raras em contextos internacionais. Este caso sublinha a importância de um diagnóstico exato e de uma gestão multidisciplinar na abordagem de síndromes raras [52].

A experiência do Dr. Al-Mosawi no tratamento da paralisia cerebral é exemplificada em casos de vários países, incluindo os Estados Unidos,

Índia e Qatar. Esses casos destacam sua abordagem abrangente no tratamento de deficiências neurológicas, abrangendo tanto intervenções baseadas em evidências quanto estratégias terapêuticas personalizadas adaptadas às necessidades exclusivas de cada paciente [53-58].

O envolvimento de Al-Mosawi no diagnóstico e tratamento de distúrbios do autismo foi ilustrado através de casos da Tunísia, Paquistão e Canadá. A sua opinião de especialista e as suas recomendações terapêuticas sublinham a importância da intervenção precoce e dos cuidados individualizados para otimizar os resultados dos indivíduos com perturbações do autismo [59, 60, 61].

A perspicácia diagnóstica do Dr. Al-Mosawi na febre mediterrânica familiar (síndrome de Sheppard Siegal) foi ilustrada no seu relatório sobre um doente que vive nos Emirados Árabes Unidos. Neste artigo, o Dr. Al-Mosawi sublinhou o papel da amiloide sérica A na orientação das decisões de tratamento. Este caso realçou o valor da integração da experiência clínica com a análise de biomarcadores em doenças genéticas raras [62].

Os conhecimentos do Dr. Al-Mosawi sobre o tratamento da síndrome de Williams, enfatizando a integração da medicina baseada em provas com a opinião de especialistas para otimizar os resultados dos doentes, foram ilustrados através de um caso da Índia. Através do seu relatório sobre o doente indiano, o Dr. Al-Mosawi melhorou a compreensão dos aspectos genéticos e de desenvolvimento da síndrome de Williams e facilita a realização de intervenções adaptadas [63].

Os casos documentados de pacientes internacionais tratados pelo Dr. Aamir Jalal Al-Mosawi ressaltam seu compromisso com o avanço da neurologia pediátrica e da medicina do desenvolvimento numa escala global. Através de sua perspicácia diagnóstica, intervenções baseadas em evidências e julgamento clínico especializado, o Dr. Al-Mosawi continua a fazer contribuições significativas para melhorar os resultados dos pacientes e avançar o conhecimento médico além das fronteiras internacionais [53-63].

Com formação em psiquiatria pediátrica e uma vasta experiência como formador especializado, Aamir Jalal Al-Mosawi dedicou a sua carreira a promover a compreensão e o tratamento de perturbações do desenvolvimento como o autismo.

Através da realização de cursos de formação em psiquiatria pediátrica e da publicação de livros de curso que foram traduzidos para várias línguas, tem-se esforçado por contribuir para o esforço global na abordagem destas condições desafiantes [1, 2, 3, 4].

CONCLUSÃO

Este estudo mostrou três psiquiatras clínicos pediátricos notáveis com índices H de 20 ou mais de três países, incluindo Aamir Jalal Al-Mosawi do Iraque (índice H 23). Aamir Jalal Al-Mosawi emergiu como uma figura proeminente no domínio da psiquiatria, particularmente conhecido pelas suas abordagens inovadoras à compreensão e ao tratamento de doenças psiquiátricas, com destaque para as perturbações psiquiátricas da infância.

As contribuições do Dr. Aamir Jalal Al-Mosawi para a psiquiatria e a psiquiatria infantil abrangem um conjunto diversificado de actividades de investigação, conhecimentos clínicos e inovações terapêuticas. Desde a elucidação da fisiopatologia subjacente às perturbações do desenvolvimento neurológico até à exploração de novas modalidades de tratamento e à defesa da intervenção precoce e dos cuidados personalizados, o Dr.

O trabalho de Al-Mosawi incorpora o compromisso de fazer avançar o campo e melhorar a vida dos indivíduos afectados por doenças psiquiátricas. À medida que continuamos a debater-nos com as complexidades das perturbações do neurodesenvolvimento, os esforços pioneiros do Dr. Al-Mosawi servem como um farol de esperança e inspiração, orientando a investigação futura, a prática clínica e as iniciativas políticas na procura de uma melhor compreensão e de intervenções eficazes.

As contribuições de Aamir Jalal Al-Mosawi para a psiquiatria e para a psiquiatria da infância representam uma mudança de paradigma neste domínio, caracterizada por investigação inovadora, experiência clínica e um empenho em melhorar os resultados para os doentes. O seu trabalho pioneiro não só fez avançar o conhecimento científico como também transformou a prática clínica, oferecendo esperança e otimismo aos indivíduos afectados por perturbações psiquiátricas.

RECONHECIMENTO

Algumas das figuras deste livro foram incluídas em publicações de autores anteriores, mas o autor detém os seus direitos de cópia.

O autor detém o direito de cópia de todos os esboços incluídos neste livro.

REFERÊNCIAS

1-Al-Mosawi AJ. Psiquiatria pediátrica: Um curso de formação acreditado. 1st ed., Saarbrücken; LAP Lambert Academic Publishing: 2018 (ISBN: 978-613-9-86510-9).

2-Al-Mosawi AJ. Introdução à pedopsiquiatria: Um curso de formação. Scholars' Press: 2021(ISBN-13: 978-613-8-94954-1, ISBN-10: 61389495 44).

3-Al-Mosawi AJ. Un'introduzione alla psichiatria infantile: Un corso di formazione (edição italiana). Edizioni Sapienza: 2021 (ISBN-13: 978-620-3-33725-9, ISBN-10: 6203337250).

4-Al-Mosawi AJ. Princípios de psiquiatria pediátrica: A short training course. LAP LAMBERT Academic Publishing: 2022 (ISBN: 978-620-0-25381-1, ISBN-10: 6200253811).

5-Al-Mosawi AJ. Progresso da investigação sobre a cura do autismo: Uma sessão de formação especial na Plenareno 2nd Pediatrics and Neonatology Conference no Holliday In Hotel no Dubai a 29 de abril de 2024. Doi: 10.13140/RG.2.2.29663.27047.

6-Al-Mosawi AJ. Scientific Publication Productivity and Research Activities of Iraqi Pediatricians in the Field of Pediatric Nephrology: Uma Análise Bibliométrica para Identificar Pioneiros. Avanços no Jornal de Urologia e Nefrologia (ISSN 2689-8616) 2019 Nov 18; 1(1): 1-10. Doi.org/10.33140/ AJUN.01.01.06.

7-Al-Mosawi AJ. O índice H: Um artigo educacional. Ciêrcias Clínicas e Investigação Clínica 13 de março de 2023; 2 (1): 1-15. Doi: 10.5281/zenodo. 77339 01.

8-Al-Mosawi AJ. A corrected H-index for academic leadership determination .1st ed., Saarbrücken; LAP Lambert Academic Publishing: 2020 (ISBN: 978-620-2-67787-5).

9-Al-Mosawi AJ. O índice H: O que os académicos precisam de saber? LAP LAMBERT Academic Publishing: 2023-02-16 (ISBN: 978-620-6-14558-5).

10-Al-Mosawi AJ. ResearchGate Pontuação do RG na determinação dos pioneiros modernos da medicina. LAP LAMBERT Academic

Publishing: 2021 (ISBN-13: 978-613-9-84645-0, ISBN-10: 6139846455).

11-https://scholar.google.com/citations?user=uGSc5AsAAAAJ&hl=en [Perfil de Aamir Jalal Al-Mosawi do Iraque, consultado em 26 de maio de 2024].

12-https://scholar.google.com/citations?hl=ar&user=9ko0wNUAAAAJ [Perfil de Shahrokh Amiri do Irão, consultado em 25 de maio de 2024].

13-https://scholar.google.com/citations?hl=ar&user=28uC0-cAAAAJ [Perfil de Murat Coşkun da Turquia acedido em 26 de maio de 2024].

14-https://scholar.google.com/citations?hl=ar&user=g8DH5gYAAAAJ [O perfil de Hiran Thabrew da Nova Zelândia foi acedido em 27th de maio de 2024].

15-https://scholar.google.com/citations?hl=ar&user=8xMsYqcAAAA [O perfil de Mohammad S I Mullick do Bangladesh foi consultado em 27th de maio de 2024].

16-https://scholar.google.com/citations?hl=ar&user=mOpgE5cAAAAJ [O perfil de Lilia Albores-Gallo, do México, acedido em 27th de maio de 2024].

17-https://scholar.google.com/citations?hl=ar&user=KxGLaUYAAAAJ [O perfil de Drita Gashi Bytyci do Kosovo, acedido em 27th de maio de 2024].

18-Al-Mosawi AJ. O uso de cerebrolysin e citicoline no autismo e na síndrome de Asperger. Journal of Bio Innovation (e-ISSN 2277-8330) 2019 janeiro; 8(1): 99-108.

19-Al-Mosawi AJ. Novas terapias para a síndrome de Rett. Journal of Bio Innovation (e-ISSN 2277-8330) 2019 maio; 8(3): 301-307.

20-Al-Mosawi AJ. Uma nova abordagem terapêutica para o tratamento da síndrome de Rett. EC Relatórios de casos clínicos e médicos 2021 março 01; 4(3): 1-9. Doi: 10.52 81/zenodo.4568652.
21-Al-Mosawi AJ. Síndrome de Heller em duas crianças iraquianas. Pesquisa Clínica e Ensaios (ISSN: 2059-0377) 2019 26 de agosto; Volume 5: 1-3.Doi: 10.1576 1/C RT.1000271.

22-Al-Mosawi AJ. Transtornos invasivos do desenvolvimento em crianças iraquianas. Jornal de Revisões e Relatórios de Pesquisa em Psiquiatria 11 de setembro de 2019; 1 (1): 1-8. Doi: 10.5281/zenodo.4007395.

23-Al-Mosawi AJ. A etiologia do retardo mental em crianças iraquianas. SunKrist Journal of Neonatology and Pediatrics.2019 21 de junho; 1 (1): 1-9. Artigo nº: sjnp-v1-1001. Doi:10.46940/sjnp.01.1001.

24-Al-Mosawi AJ. Síndrome de Coffin Siris com características autistas significativas. SunKrist Clinical and Medical Case Reports Journal.2019 29 de agosto; 1 (1): 1-3] Artigo nº: scmcrj-v1-1002]. Doi: 10.46940/scmcrj.01.1002.

25-Al-Mosawi AJ. Usos clínicos da Cerebrolysin em Neuropsiquiatria Pediátrica. Science World Journal of Pharmaceutical Sciences 2020 5 de fevereiro; 1 (1): 1-4. Doi: 10.5281/zenodo.3878485.

26-Al-Mosawi AJ. A Unique experience with mental and developmental retardation (Uma experiência única com atraso mental e de desenvolvimento): Terapias médicas inovadoras para o atraso mental idiopático. Relatórios de casos clínicos e médicos da CE 13 de abril de 2020; 3(5): 42-54. Doi: 10. 5281/zenodo.3892214.

27-Al-Mosawi AJ. Tratamento de um rapaz com atraso mental idiopático: De ineducável a educável. Aspectos Progressivos em Pediatria e Neonatologia (ISSN: 2637-4722) 10 de agosto de 2020; 2 (5): 1-6. Doi: 10.32474/ PAPN. 2020.02.000149.

28-Al-Mosawi AJ. A nossa experiência com perturbações pervasivas do desenvolvimento na infância (Autismo e Síndrome de Asperger): A cura é possível. Relatórios de casos clínicos e médicos da CE 03 de março de 2020; 3(4): 01-08. Doi: 10.5281/ zenodo.3892198.

29-Al-Mosawi AJ. Estudos de caso em psiquiatria pediátrica: Uma abordagem para aprendizagem profunda e aquisição de experiência. SunKrist Journal of Psychiatry and Mental Health 2020 21 de agosto; 1(1): 1-21[1004].Doi: 10.46940/sjpmh. 01. 1004.
30-Al-Mosawi AJ. Cura das perturbações autistas: A Missão Impossível é Possível numa Experiência Pioneira Ilustrada. Archives of Health Science (ISSN 2641-7456) 4(1):1-26. 4(1):1-26. Doi: 10.31829/2641-7456/ahs2020-4 (1)-113.

31-Al-Mosawi AJ. The pattern of pervasive developmental disorders in Iraqi children.1st ed., Saarbrücken; LAP Lambert Academic Publishing: 2019 (ISBN: 978-3-330-05029-7).

32-Al-Mosawi AJ. Das Muster der tiefgreifenden Entwicklungsstörungen bei irakischen Kindern (edição alemã). Verlag Unser Wissen : 2022 (ISBN-13:978-620-4-75611-0, ISBN-10: 6204756117).

33-Al-Mosawi AJ. Структура первазивных расстройств развития у иракских детей (Russian Edition). Sciencia Scripts : 2022 (ISBN-13: 978-620-4-75613-4, ISBN-10: 6204756133).

34-Al-Mosawi AJ. Le profil des troubles envahissants du développement chez les enfants irakiens (French édition). Editions Notre Savoir : 2022 (ISBN-13:978-620-4-75613-4, ISBN-10: 6204756133).

35-Al-Mosawi AJ. El patrón de los trastornos generalizados del desarrollo en los niños iraquíes (edição espanhola). Ediciones Nuestro Conocimiento :2022 (ISBN-13: 978-620-4-75612-7, ISBN-10:6204756125).

36-Al-Mosawi AJ. Il modello dei disturbi pervasivi dello sviluppo nei bambini iracheni (edição italiana). Edizioni Sapienza : 2022 (ISBN-13:978-620-4-75614-1, ISBN-10: 6204756141).

37-Al-Mosawi AJ. O padrão das desordens de desenvolvimento generalizado nas crianças iraquianas (Portuguese edition). Edições Nosso Conhecimento: 2022 (ISBN-13: 978-620-4-75615-8, ISBN-10: 6204756 15X).

38-Al-Mosawi AJ. Um caso de esquizofrenia infantil e uma experiência única com tratamentos médicos e psicoterapia de insight. Revista Internacional de Neurobiologia (ISSN: 2694-3972) 23Abril, 2022; 4 (2): 1-3. Doi: 10.36266/IJN/145.
39-Al-Mosawi AJ. Pharmacotherapy for Obsessive-Compulsive Disorder (Farmacoterapia para a perturbação obsessivo-compulsiva): Um artigo educativo. International Journal of Clinical Epidemiology (2835-9232) 2023-10-19; 2 (5): 1-4.Doi: 10.31579/2835-9232/041.

40-Al-Mosawi AJ. Tricotilomania infantil: Um caso e uma revisão das terapias farmacológicas baseadas em evidências disponíveis. Sunkrist Journal of Psychiatry and Mental Health 2020 Dez 10; 1 (2): 1-7. Doi: 10.5281/ zenodo.4376109.

41-Al-Mosawi AJ. Síndrome de Gilles de La Tourette: Um caso e uma breve revisão da documentação inicial da síndrome na literatura. International Journal of Psychiatry (ISSN: 2475-5435) 2020 Nov 26; 5(3): 1-4.

42-Al-Mosawi AJ. O uso de ondansetron em psiquiatria: An educational article and expert opinion. Jornal de Administração de Medicamentos e Terapêutica (ISSN: 2250-1177) 2023-08-15; 3(8):1-2. Doi: 10.22270/jddt.v13i8.5927.

43-Al-Mosawi AJ. Autismo Atípico Associado a Gonadotrofina Elevada e Puberdade Precoce: Uma Associação Muito Rara ou uma Nova Síndrome Clínica? Revista Biomédica de Pesquisa Científica e Técnica (ISSN: 2574 -1241) 2021 Jan, 21; 33(2): 25686-25689. Doi: 10.26717/ BJSTR.2021.33.005377.

44-Al-Mosawi AJ. Autismo Autossómico Recessivo: Cura das principais características autistas. Scholars International Journal of Anatomy and Physiology (p-ISSN: 2616-8618, e-ISSN 2617-345X) 30 de setembro de 2021; 4 (8): 120-126. Doi: 10.36348/sijap.2021.v04i08.002.

45-Al-Mosawi AJ. Autismo Genético Atípico: Cura das Principais Características Autistas e a Necessidade de Melhoria e Reabilitação Cognitiva. MedPress Psychiatry and Behavioral Sciences 30-09-2022; 1(1):1-4 [mppbs-202209006]. Doi:10.5281/zenodo.7181659.

46-Al-Mosawi AJ. Paralisia Cerebral e Autismo Associados a Hiperintensidade da Matéria Branca Periventricular em Imagens de Ressonância Magnética Cerebral: Uma nova perturbação e o seu tratamento. MedPress Psychiatry and Behavioral Sciences 30-09-2022; 1(1):1-4 [mppbs-202209007]. Doi: 10. 5281/zenodo.7181688.
47-Al-Mosawi AJ. Catatonia: Uma manifestação rara de autismo. MedPress Psychiatry and Behavioral Sciences 30-09-2022; 1(1):1-4 [mppbs-202209008]. Doi: 10.5281/zenodo.7181712.

48-Al-Mosawi AJ. A associação do autismo com comportamentos auto-lesivos: Um artigo educacional. World Journal of Clinical & Medical Images (ISSN: 2833-9312) 2023-01-22; 2(1): 14-17.

49-Al-Mosawi AJ. Autismo com atraso mental grave: A Therapeutic Challenge and Expert Opinion. Arquivos em Neurologia e Neurociência

(ISSN: 2641-1911) 08 de maio de 2023; 15 (2): 1-5. Doi: 10.33552/ANN.2023. 15.000858.

50-Al-Mosawi AJ. Anormalidades de imagem cerebral em distúrbios do autismo. Jornal de Pesquisa Clínica em Radiologia (ISSN: 2639-913X) 2020; 3 (2): 1-3.

51-Al-Mosawi AJ. O primeiro caso de síndrome de Richard Asher (síndrome de Munchausen) no Iraque. Journal of Internal Medicine & Health Affairs January (e-ISSN: 2836-2411) 2023-01-17; 2(1):1-4.Doi: 10.58489/JIMH.011.

52-Al-Mosawi AJ, Fewin L. O primeiro caso de síndroma de Niikawa-Kuroki no Cazaquistão associado a manchas de café com leite. G Ital Dermatol Venereol. 2009 Oct; 144(5):613-5.

53--Al-Mosawi AJ. O tratamento precoce de um menino da Virgínia com paralisia cerebral atáxica. Jornal de Pediatria e Saúde Infantil 2021 22 de maio; 2 (4): 1-5. Doi: 10.5281/zenodo. 4777413.

54-Al-Mosawi AJ. O tratamento inicial de uma menina do Texas com paralisia cerebral adquirida pós-infantil causada por lesão por submersão. Jornal de Pediatria e Medicina Neonatal (ISSN: 2694-5983) 23 de abril, 2022 (4): 1:1-4. Doi: 10.36266/JPNM/156.

55-Al-Mosawi AJ. Um rapaz indiano com paralisia cerebral adquirida pós-infantil causada por lesão por submersão: Uma etiologia rara e um desafio terapêutico. Relatos de casos e práticas de pesquisa em MEDICINA (ISSN: 2771-4845) 9 de março de 2022; 2 (1): 41-44. Doi: 10.5281/ zenodo.6334880.

56-Al-Mosawi AJ. Uma rapariga do Qatar com paralisia cerebral adquirida pós-infantil causada por lesão por submersão: Uma Etiologia Rara e um Desafio Terapêutico. Pesquisa Clínica e Ensaios Clínicos (ISSN: 2693-4779) 07 de janeiro de 2022; 5 (1): 1-4. Doi:10.31579/2693-4779/073.

57-Al-Mosawi AJ. Uma menina do Canadá com paralisia cerebral grave associada a hidrocefalia e mutação do gene do substrato de interação da quinase D de 220-KDa (KIDINS220): uma nova síndrome com achados de imagem cerebral exclusivos e um desafio terapêutico. Jornal de Pesquisa Clínica em Radiologia (ISSN: 2639-913X) 2021; 4 (1): 22-25. Doi: 10.333 09/2639-913X.040105.

58-Al-Mosawi AJ. Paralisia Cerebral e Autismo Associados a Hiperintensidade da Matéria Branca Periventricular em Imagens de Ressonância Magnética Cerebral: Uma nova perturbação e o seu tratamento. MedPress Psychiatry and Behavioral Sciences 30-09-2022; 1(1):1-4 [mppbs-202209007]. Doi: 10. 5281/zenodo.7181683.

59-Al-Mosawi AJ. Tratamento de uma rapariga da Tunísia com autismo típico: Medicina baseada em evidências e opinião de especialistas. Ciências Biomédicas e Biotecnológicas 5 de agosto de 2022; 1(2): 1-5. Doi: 10.5281/ zenodo.6971132.

60-Al-Mosawi AJ.Uma rapariga do Paquistão com autismo atípico: Opinião de especialistas e uma recomendação terapêutica. Jornal Mundial de Radiologia e Imagem 07 Nov 2022; 1(1): 38-41.Doi: 10.5281/zenodo.7371723.

61-Al-Mosawi AJ. Um caso de autismo atípico com atraso mental num adulto do Canadá: Um artigo educacional e opinião de especialistas. Journal of Brain and Neurological Disorders (ISSN: 2642-973X) 17 de junho de 2023; 6(4): 1-5. Doi: 10.31579/2642-973X/058.

62-Al-Mosawi AJ. Síndrome de Sheppard Siegal (febre mediterrânica familiar): O valor do amiloide sérico a na decisão de diagnóstico e tratamento. Journal of Clinical Research and Reports (ISSN: 2690-1919) 18 de abril de 2022; 11(1):1-5.Doi: 10.31579/26 90-1919/243.

63-Al-Mosawi AJ. Tratamento da síndrome de Williams: Medicina baseada em evidências e opinião de especialistas. Ciências Biomédicas e Biotecnológicas 21 de julho de 2022; 1(2): 1-3. Doi: 19.0810/BBS.2022/0006.

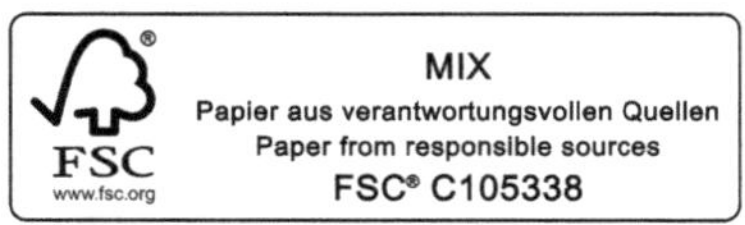

MIX
Papier aus verantwortungsvollen Quellen
Paper from responsible sources
FSC® C105338